AF349467

DES RAPPORTS

QUE DOIVENT AVOIR ENTR'EUX

LES MÉDECINS

RÉUNIS EN CONSULTATION

A SAINT-ÉTIENNE.

SAINT-ETIENNE,
Imprimerie et lithographie de J. Pichon, rue Brossard, 9.
1868.

DES RAPPORTS QUE DOIVENT AVOIR ENTR'EUX LES MÉDECINS RÉUNIS EN CONSULTATION, A St-ETIENNE,

Par le docteur A. RIEMBAULT.

Plusieurs membres ont désiré que cette question fut discutée par la Société de Médecine ; et les quelques réflexions que je vais vous présenter, n'ont pas pour but de la trancher, mais d'offrir un cadre, pour ainsi dire, à vos discussions.

A Saint-Etienne, tous les médecins, sans exception, font ce qu'on appelle *la médecine des familles*, expression très-significative et que j'emploie à dessein. Aucun de nous, en effet, ne borne sa tâche à donner des consultations, comme font à Paris et dans quelques autres grandes villes, des hommes éminents à qui le temps manquerait pour suffire aux exigences de trop nombreux clients, et qui indiquent un conseil, prescrivent un traitement mais se refusent à en suivre et à en surveiller l'application. A Saint-Etienne donc, je le répète, les médecins sont tous dans la même situation au point de vue de la clientèle. Aujourd'hui, le Dr A. est appelé en consultation chez le malade du Dr B.; demain, c'est le Dr B. qui le sera chez le malade du Dr A.

Cela posé, la question se restreint et se simplifie beaucoup.

Une consultation est décidée. Qu'elle ait été provoquée par la famille ou par le médecin, peu importe, pourvu que celui-ci ait conservé la confiance dont il a joui jusque là; (ce qui, en général, lui sera facile à constater). Dans le cas contraire, il doit se retirer parce qu'il ne peut plus rendre aucun service et qu'il expose gratuitement sa dignité.

Le médecin traitant reçoit donc un ou plusieurs médecins en consultation. Voici le principe qui doit le guider dans ses rapports avec ses confrères et avec la famille du malade : *il est l'arbitre unique qui dirige et décide tout.*

Il prendra des conseils, suscitera des discussions, s'entourera de tous les renseignements qu'il croira utiles, mais ce sera à l'instar d'un général en chef, qui réunit un conseil de guerre, avant la bataille; il recueille et pèse les avis, mais en définitive, décide seul.

Je sais que c'est le contraire qui a lieu d'ordinaire. La consultation telle qu'elle est pratiquée aujourd'hui, est une espèce de contrôle qui peut flatter la vanité de celui qui l'exerce, mais qui n'est pas convenable pour celui qui le subit.

Au premier abord, ce rôle que j'attribue au médecin traitant, si peu en rapport avec les habitudes reçues, vous semblera peut-être trop absolu;

pour ma part, j'estime qu'il ne doit pas en accepter d'autre ; différemment il s'abaisse, perd tout crédit ; il en résulte une perturbation fâcheuse dans le traitement, une indécision qui afflige le malade et les parents, et finalement une déconsidération de la profession elle-même.

Voici donc, en quelques mots, comment les choses doivent se passer : le médecin traitant reçoit un ou plusieurs confrères. —Avant d'aborder le malade, il leur fait connaître ses antécédents que souvent, seul, il connaît ; n'en divulgue que ce qu'il croit nécessaire, met en lumière ce que ses habitudes, son caractère, son régime peuvent avoir d'influence sur la maladie actuelle, etc. Cette espèce d'instruction se fait en dehors du malade et de la famille du malade. Puis on passe à l'examen. Cet examen se fait sous la surveillance du médecin traitant. Il peut arriver qu'un médecin étranger, ignorant les dangers d'une exploration trop minutieuse, la prolonge de façon à compromettre la vie du malade. J'ai vu mourir une jeune fille atteinte d'épanchement péricardique, dans les bras du médecin qui cherchait avec plus de zèle que de discernement, depuis près d'un quart d'heure, la cause de l'oppression extrême dont elle était atteinte.

Le médecin traitant, investi de l'autorité que je lui suppose, aura le droit d'abréger des recherches qui pourraient être funestes.

Nous touchons ici la limite extrême des pouvoirs du médecin de la famille. Arrêtons-nous sur ce point.

Un examen trop prolongé, sans amener la mort immédiatement, peut avoir de graves conséquences. Supposez une hernie étranglée. Des tentatives de réduction sont d'abord faites par le médecin de la famille qui les renouvelle plusieurs fois. Puis un, deux, trois ou même quatre médecins sont appelés. — Admettra-t-on qu'il serait raisonnable que les quatre médecins vinssent épuiser leurs efforts, pour tenter de faire rentrer l'intestin dans la cavité abdominale. Evidemment non. Les tentatives de réduction ne doivent pas être prolongées au-delà de certaines bornes, parce qu'elles sont tout au moins inutiles et très-souvent nuisibles au succès de l'opération ultérieure qu'on doit avoir en vue. Or, notez que si dépourvus que nous soyons d'amour propre, nous ne sommes pas fâchés de réussir là où nos confrères ont échoué ; il est donc probable que chacun des consultants voudra tenter l'épreuve. — J'ai supposé qu'ils étaient au nombre de quatre ou cinq. Est-il absurde de prévoir qu'à un moment donné, il soit nécessaire qu'une voix autorisée puisse venir dire : c'est assez.

Cette voix ne peut être autre que celle du médecin traitant, qui est responsable envers la famille qu'il représente, dont il a la confiance et les pouvoirs.

C'est lui qui a décidé qu'une consultation aurait lieu ; c'est lui qui a désigné les médecins qui devaient être appelés ; c'est lui qui doit les diriger dans leurs recherches, les présider dans leurs discussions et clore les débats.

Quand la consultation est terminée, on a coutume d'appeler un ou plusieurs membres de la famille, pour leur faire part de ce qui vient d'être arrêté. Cela ne doit pas être.

Que la famille connaisse le résultat de la consultation, rien de plus naturel ; mais c'est de la bouche de son médecin qu'elle doit l'apprendre et en dehors des médecins consultants qui ne doivent pas avoir de rapports avec la famille.

S'il en est autrement, il peut arriver que le crédit du médecin traitant en souffre, et cela sans profit pour le malade.

Souvent la pratique d'un confrère nous semble absurde, mais nous n'avons pas à la juger ; peut-être a-t-il moins d'instruction, moins d'intelligence que nous, et nous croyons que nos conseils sont bien supérieurs aux siens ; cela est possible ; le contraire aussi est possible. D'ailleurs, il a la confiance du malade ; cela suffit. Dans les discours qu'on tient devant la famille, à la suite de la consultation, il peut échapper quelques mots qui trahissent des dissidences. — Quelquefois, c'est entre les médecins une espèce de lutte, où quelques-uns veulent briller et paraître supérieurs à leurs confrères.

Est-ce pour cela que la consultation a été établie?

Non ; la mort plane sur la tête d'un être cher. Il faut la conjurer. Ne l'oublions pas. Et dans cette pensée, nous trouverons misérables nos querelles d'amour propre ; nous les trouverons même abominables, si elles nous détournent un instant de notre rôle qui consiste à n'avoir en vue que le bien du malade, même au prix des plus durs sacrifices, même au prix de notre réputation.

Ainsi, dans la plupart des cas au moins, les médecins consultants laisseront au médecin traitant le soin de transmettre à la famille le résultat de la consultation.

J'ajouterai, enfin, que c'est encore à lui qu'incombe le devoir de veiller à la question des honoraires.

Ainsi, en résumé, jusqu'à ce jour, à St-Etienne, qu'a été d'ordinaire le médecin traitant dans une consulation ? Rien. — Que doit-il être ? Je ne dirai pas *tout ;* mais je dirai qu'il doit être l'acteur principal.

S'il n'est pas seul chargé d'instituer le traitement, que d'inconvénients ! Je ne veux pas consulter mes souvenirs, et je vous engage à en faire autant, pour éviter dans la discussion des récriminations qui n'auraient aucun bon résultat. — Je vais vous faire un tableau de fantaisie :

Il s'agit, je suppose, d'une jeune femme nerveuse, délicate, atteinte de bronchite légère. Traitement prescrit par le Dr A.: garder la chambre; tisane béchique, sirop pectoral, loock blanc, pediluve simple.

Le Dr B. est appelé en consultation. L'accord est parfait entre les deux médecins sur le diagnostic, le pronostic et même sur le traitement, d'une manière générale.

Toutefois le Dr B. préférerait donner de la tisane pectorale au lieu de la tisane béchique. Le Dr A. n'y voit aucun inconvénient. Le sirop pectoral n'est pas mauvais; mais le Dr B. a une confiance absolue dans le sirop de capillaire. — Le Dr A. dit que, pour lui, c'est ver joli ou joli ver, et il adhère au changement; et ainsi de suite, le loock est modifié; une poignée de sel est ajoutée au pédiluve. Au bout du compte qu'arrive-t-il? Le traitement n'a pas subi de modification réelle, mais il semble en avoir subi. — La malade ne s'aperçoit que d'une chose, c'est que rien de ce que son médecin lui avait ordonné n'est conservé; elle en conclut qu'elle avait été mal soignée jusqu'à l'arrivée du docteur B., et même qu'on a pris son mal à rebours. Cela suffit pour aggraver son état et à coup sûr, pour lui ôter la confiance qu'elle avait en son médecin ordinaire.

Eh bien! j'avoue que j'ai chargé les tons, dans

le tableau que je vous ai montré, mais vous reconnaîtrez vous-mêmes que vous avez, pardevers vous, quelques traits qui se rapprochent beaucoup de ceux que je vous ai présentés.

Que d'autres inconvénients encore! Supposez en présence, deux médecins imbus de doctrines opposées. — Cela devient rare à notre époque où l'on affecte volontiers de n'avoir pas de doctrine. — Mais il n'y a pas si longtemps que l'hérésie broussaisienne avait divisé la médecine en deux camps, que nous en ayons perdu le souvenir. — Or de la discussion de ces deux médecins que sortira-t-il d'avantageux pour le malade? et qui la terminera si tous deux ont les mêmes pouvoirs? Qui décidera la conduite à tenir?

Je m'arrête; ainsi que je l'ai dit en commençant, je me borne à indiquer, sans les développer, les points les plus importants de la grave question qui vous est soumise. — Je termine en faisant des vœux pour que nous réformions nos usages en ce qu'ils ont de vicieux. — Conformons les à l'intérêt des malades et à l'intérêt de notre dignité bien entendue, et nous serons sûrs de ne pas nous égarer en suivant cette voie.

CONCLUSIONS.

1° Le médecin traitant doit être vis-à-vis des médecins consultants le mandataire du malade et de la famille du malade ;

2° Il préside la réunion des médecins; surveille l'examen que l'on fait du malade, de façon qu'il ne soit pas nuisible, dirige la discussion, recueille les avis et ensuite seul, décide le traitement qui convient ;

3° C'est le médecin traitant qui fera part à la famille du résultat de la consultation ;

4° Le médecin traitant doit s'occuper des honoraires dus aux médecins consultants.

St-Etienne, imprimerie de J. Pichon, rue Brossard, 9.

www.ingramcontent.com/pod-product-compliance
Lightning Source LLC
LaVergne TN
LVHW010909180726
843502LV00010B/4060